BEI GRIN MACHT SICH IHR WISSEN BEZAHLT

AF130451

- Wir veröffentlichen Ihre Hausarbeit,
  Bachelor- und Masterarbeit

- Ihr eigenes eBook und Buch -
  weltweit in allen wichtigen Shops

- Verdienen Sie an jedem Verkauf

Jetzt bei www.GRIN.com hochladen und kostenlos publizieren

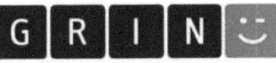

Ambulante Versorgungsmöglichkeiten von CED-Patienten durch nicht-ärztliche Fachkräfte. Gegenwart und Zukunftsperspektiven

Die CED-Ambulanz des LMU Klinikum in München

Simone Breiteneicher

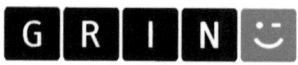

Bibliografische Information der Deutschen Nationalbibliothek:

Die Deutsche Nationalbibliothek verzeichnet diese Publikation in der Deutschen Nationalbibliografie; detaillierte bibliografische Daten sind im Internet über http://dnb.d-nb.de abrufbar.

ISBN: 9783346873309
Dieses Buch ist auch als E-Book erhältlich.

© GRIN Publishing GmbH
Trappentreustraße 1
80339 München

Druck und Bindung: Books on Demand GmbH, Norderstedt Germany
Gedruckt auf säurefreiem Papier aus verantwortungsvollen Quellen

Das vorliegende Werk wurde sorgfältig erarbeitet. Dennoch übernehmen Autoren und Verlag für die Richtigkeit von Angaben, Hinweisen, Links und Ratschlägen sowie eventuelle Druckfehler keine Haftung.

Das Buch bei GRIN: https://www.grin.com/document/1357177

Fachwirtin für ambulante medizinische Versorgung

Hausarbeit

zum Thema:

Ambulante Versorgungsmöglichkeiten von CED-Patienten durch nicht-
ärztliche Fachkräfte: Gegenwart und Zukunftsperspektiven unter
Einbeziehung der CED-Ambulanz des LMU Klinikum in München

von

Simone Breiteneicher

Inhaltsverzeichnis

Das Anlageverzeichnis wurde entfernt.

Abkürzungsverzeichnis

ÄKWL	Ärztekammer Westfalen-Lippe
BLAEK	Bayerische Landesärztekammer
CED	Chronisch entzündliche Darmerkrankung
DACED	Deutsche Arbeitsgemeinschaft für chronisch-entzündliche Darmerkrankungen
DCCV	Deutsche Morbus Crohn/Colitis ulcerosa Vereinigung e.V.
DGVS	Deutsche Gesellschaft für Gastroenterologie, Verdauungs- und Stoffwechselkrankheiten
ECCO	European Crohn's and Colitis Organisation
ESGENA	European Society of Gastroenterology and Endoscopy Nurses and Associates
GuKP	Gesundheits- und Krankenpfleger
HWG	Heilmittelwerbegesetz
IBD	Inflammatory Bowel Disease
i.m.	intramuskulär
i.v.	intravenös
LMU	Ludwig-Maximilians-Universität
MA	Mitarbeiter
MFA	Medizinische(r) Fachangestellte(r)
MVZ	Medizinisches Versorgungszentrum
näF	nicht-ärztliche Fachkraft
NäPa	Nichtärztliche Praxisassistenz
N-ECCO	Nurses of ECCO
PSC	Primär sklerosierende Cholangitis
s.c.	subkutan
UEG	United European Gastroenterology
VERAH	Versorgungsassistent/in in der Hausarztpraxis
QM	Qualitätsmanagement
ZVK	Zentraler Venenkatheter

1. Einleitung

Der Anspruch und die Anforderungen in der Krankenversorgung - sowohl im stationären als auch im ambulanten Bereich - nehmen für alle spürbar zu. Die Belastungsgrenzen von medizinischem Personal in Kliniken und Praxen wurden vor allem in den letzten Monaten in den Medien immer wieder thematisiert, unabhängig auch von der Corona-Pandemie. Dies soll Anlass sein, das Augenmerk auf eine Risikopatientengruppe aus dem Bereich der chronischen Erkrankungen zu lenken, die erst in den letzten Jahren zunehmend in das Bewusstsein der Öffentlichkeit aber auch der Ärzte gerückt ist: Patienten mit einer chronisch-entzündlichen Darmerkrankung.

Die Versorgung dieser Patientengruppen erfolgt meist in internistisch-gastroenterologischen Praxen oder Spezialambulanzen in Kliniken, deutlich seltener über allgemeinmedizinische Praxen. Unabhängig von der Erkrankung ist eines der Hauptprobleme in der Versorgung aktuell der zunehmende Mangel an ärztlichem Personal vor allem im ländlichen Raum. Dieses ist sehr deutlich spürbar im fachärztlichen Bereich. Patienten suchen häufig lange nach einer Praxis, bis ihnen ein Termin zur Diagnostik und dann zur Weiterbetreuung angeboten werden kann.

Die zunehmende Komplexität in der Versorgung von Patienten mit chronisch-entzündlichen Darmerkrankungen und der damit verbundene Verwaltungsaufwand ist aus rein wirtschaftlichen Gesichtspunkten für behandelnde Ärzte unattraktiv.

In der vorliegenden Arbeit sollen neben dem IST-Zustand auch Möglichkeiten und Perspektiven für die Versorgung von CED-Patienten im ambulanten Bereich durch nicht-ärztliche Fachkräfte am Beispiel der CED-Hochschulambulanz des LMU Klinikum München beleuchtet werden.

1.1 Chronisch entzündliche Darmerkrankungen

Die chronisch-entzündlichen Darmerkrankungen (CED) werden mit den beiden Hauptentitäten Morbus Crohn und Colitis ulcerosa mittlerweile bei ungefähr 0,2 % der europäischen Bevölkerung diagnostiziert.[1] Wie der

Name es wiedergibt, ist eine CED eine chronisch verlaufende, mit entzündlichen Krankheitsschüben auftretende Erkrankung des Magen-Darm-Traktes, welche in jedem Lebensalter, meist aber zwischen dem 15. und 30. Lebensjahr, erstmalig auftreten kann. Beim Morbus Crohn kommt es zu einer transmuralen Entzündung der Darmschleimhaut. Diese zeigt sich optisch in der Endoskopie oftmals als tiefe Ulcera, sogenannte „Snail trails" (Schneckenspuren). Typisch dafür ist ebenfalls ein diskontinuierliches Entzündungsmuster im Verdauungstrakt mit einer Hauptlokalisation der Erkrankung im terminalen Ileum. Möglich ist aber auch ein Befall des oberen Gastrointestinaltraktes inklusive der Mundhöhle. Die Colitis ulcerosa ist typischerweise in der Koloskopie durch einen kontinuierlichen Befall beginnend vom Anus her gekennzeichnet und kann das ganze Kolon als sogenannte Pancolitis ulcerosa betreffen. Eine Unterscheidung zwischen den beiden Erkrankung erfolgt endoskopisch durch das Befallsmuster, aber auch histologisch. Typische Symptome beider Erkrankungen sind vor allem Durchfälle, Bauchschmerzen und Gewichtsverlust. Je nach Krankheitsschwere und -dauer können auch Fieber, Engstellen durch andauernde Entzündungen (Stenosen) im Darm, Fisteln oder Abszesse (vor allem perianal) sowie sogenannte extraintestinale (außerhalb des Darms auftretende) Beschwerden, wie zum Beispiel Gelenkschmerzen, Hautveränderungen, Augenentzündungen oder Leber- bzw. Gallenwegserkrankungen wie die PSC, auftreten. Beide Formen der CED, gleich ob milder oder schwerer Verlauf, führen bei wiederholten Erkrankungsschüben mit Entzündungsaktivität zu einem Funktionsverlust und strukturellen Veränderungen des Darms. In Abhängigkeit des Befallsmusters wird die Resorption von Spurenelementen und Vitaminen gestört, ebenso der Eisenstoffwechsel. So steigt u.a. auch das Krebsrisiko bei andauernder Entzündung im Darm, wobei beim Vorliegen einer zusätzlichen PSC ein ungefähr dreifach erhöhtes Risiko für bösartige Zellveränderungen (Dysplasie) in der Kolonschleimhaut gegeben ist.[2, 3] Bei Komplikationen wie Abszessen oder Stenosen kann es zur Notwendigkeit einer Operation kommen, was wiederum zu weiteren Einschränkungen (Verlust von Darmabschnitten,

Komplikationen während der Operation, optische „Veränderungen" Narbenbildung) führen kann. Des Weiteren schränken Beschwerden den Alltag der Patienten deutlich und meist über lange Zeiträume ein. Häufige Toilettengänge, Bauchschmerzen, laute Darmgeräusche, Abgehen von Lüften und Stuhl, Unwohlsein, Übelkeit, Blutungen etc. führen zu einer reduzierten Lebensqualität. Die körperliche und psychosoziale Entwicklung kann stark in Mitleidenschaft gezogen werden. Dies ist insbesondere in der adoleszenten Lebensphase, in der Jugendliche mit der neu gewonnenen emotionalen und körperlichen Entwicklung in den nächsten Lebensabschnitt, wie Ausbildung/Studium, erste Lebenspartner, starten möchten, relevant. Bauchschmerzen oder Übelkeit werden oft in jungen Jahren auch von Freunden, Familie oder Medizinern als „Reizdarm" abgetan. Anhaltende Probleme, ob offensichtlich oder im Verborgenen stattfindend, führen daher zusätzlich zu Unverständnis bei Angehörigen und im Bekanntenkreis sowie daraus resultierend zu einer möglichen Selbstisolation des Patienten. Da das flächenmäßig größte menschliche Organ auch eine Vielzahl an anderen Aufgaben hat, ist eine frühzeitige Diagnostik und ggfs. medikamentöse Therapie sowie eine gute medizinische Betreuung zum Erzielen einer klinischen Remission (das Fehlen jeglicher Krankheitszeichen) der Erkrankung oder Response (Linderung der Symptome) beim Patienten von großer Bedeutung. Dies kann mittlerweile durch verschiedene hochwirksame Medikamente, z.B. anti-TNF-alpha Antikörper, Jak-Inhibitoren, IL-12/23-Antikörpern oder anti-Integrin-Antikörper, geschehen. Hat man vor 20 Jahren vor allem noch mit Steroiden wie Prednisolon in der Dauertherapie gearbeitet und damit zum Teil schwere Nebenwirkungen nach Langzeitanwendung in Kauf genommen, werden diese aktuell nur in akuten Schubsituationen eingesetzt. Eine Wachstumsretardierung bei Kindern, Blutzuckerentgleisungen, Bluthochdruck oder Schlafprobleme sind die häufigsten Nebenwirkungen bei der längeren Einnahme von Steroiden.[4, 5, 6]

Neben der medikamentösen Therapie ist aber auch die begleitende Betreuung der Patienten und ihrer Angehörigen durch den Arzt[#], und

[#]In dieser Arbeit wird aus Gründen der besseren Lesbarkeit ausschließlich die männliche Form verwendet. Sie bezieht sich auf Personen jeden Geschlechts.

besonders durch die speziell geschulte, nicht-ärztliche Fachkraft, eine wichtige Komponente in der ganzheitlichen Therapie.[7, 30, 31]

1.2 Versorgung von ambulanten Patienten in Deutschland durch nicht-ärztliche Fachkräfte

Im stationären Bereich ist die Versorgung der Patienten durch nicht-ärztliche Fachkräfte - namentlich durch Gesundheits- und Krankenpflegekräfte (GuKP) - ein Bild, das sich über Grenzen und Kulturen hinweg bewährt hat. Im ambulanten Bereich finden in Deutschland die Med. Fachangestellten (MFA) oder Arzthelfer ihren Einsatz. Aufgrund des Personalmangels werden auch zunehmend „Quereinsteiger" aus anderen kundenorientierten Bereichen eingesetzt, wie bspw. Hotelfachangestellte im Patientenempfang, Rettungssanitäter oder -assistenten in der stationären und ambulanten Patientenversorgung (OP-Bereich, Intensivstationen etc.).
Zur besseren Lesbarkeit werden in dieser Arbeit die speziell geschulten MFAs, GuKP oder andere nicht-ärztliche Assistenz zur Vereinheitlichung als nicht-ärztliche Fachkraft (näF) beschrieben.

1.3 Gründe und Benefit für ein Umdenken hinsichtlich des Stellenwertes nicht-ärztlicher Fachkräfte

In mittlerweile allen Berufszweigen ist das Fehlen von Fachpersonal bemerkbar. Auch die sozialen Berufsgruppen leiden zunehmend unter Personalweggang oder -ausfall. Mögliche Gründe hierfür sind u.a. bessere Bezahlung in anderen Branchen, fehlende Anerkennung von geleisteter Arbeit oder ein dauerhaft hohes Arbeitspensum.[8] Damit einhergehend ist die Patientenversorgung sowohl im ambulanten als auch im stationären Bereich zunehmend schwierig und die verbliebenen Mitarbeiter sind oft überlastet.[9]
Darunter leiden besonders chronisch erkrankte Patienten, wie die CED-Patienten, da die notwendigen Entscheidungen hinsichtlich Therapie und Diagnostik nicht erfolgen können. So sind ein zunehmendes Umdenken und Bewusstsein um die Wichtigkeit des Assistenzpersonals als zu

qualifizierende nicht-ärztliche Fachkräfte zu überlegen und zu fördern. Den ärztlichen Mitarbeitern sollen keine Aufgaben oder Verantwortlichkeiten strittig gemacht werden, es können jedoch durch speziell qualifizierte näF bspw. die verwalterischen Tätigkeiten, welche aufgrund von regulatorischen Anforderungen wie QM, Hygiene oder Datenschutz verpflichtend sind, übernommen werden. Das „Nicht-delegieren" solcher Aufgaben durch den Arzt kann möglicherweise, aufgrund seiner vielen zusätzlichen Aufgaben, zu Sorgfaltspflichteinbußen, die u.a. auch die Patientensicherheit gefährden können, führen. Alternativ wäre auch eine geringere Patientenzahl denkbar, die dann wiederum zu einer Unterversorgung der übrigen Patienten und einem wirtschaftlichen Defizit führen würde. Um dem entgegenzuwirken, wurde das Thema der Delegation von ärztlichen Tätigkeiten an nicht-ärztliches Personal bereits vor einigen Jahren in vielen Bereichen überdacht.[10] So werden u.a. anerkannte, speziell qualifizierte nicht-ärztliche Fachkräfte zu bspw. VERAH, NäPa oder Stomaschwestern geschult und erfolgreich eingesetzt. Ziel dieser Spezialqualifikationen ist die Entlastung der Ärzte durch die Übernahme von delegierbaren ärztlichen Tätigkeiten. Die qualifizierten näF sind somit eine wertvolle und wichtige Stütze für den Arzt und ein wichtiges Bindeglied zwischen Patienten und Arzt.[11, 12, 13, 14] Ein weiteres praktisches Einsatzbeispiel für speziell geschulte näF ist die MFA-Sprechstunde, welche u.a. im „Deliver-Care"-Projekt[15] oder auch der BioAssist-Studie[16] erforscht wird. Letzteres Projekt, speziell für den Bereich der „CED-Fachassistenz"en ins Leben gerufen, will u.a. mit verschiedenen Fragebögen zur Lebensqualität den Benefit für den Patienten durch die Mitbetreuung durch eine näF im Rahmen von MFA-Sprechstunden erforschen. Profitieren die Patienten von dieser Versorgung, ist dies ein wichtiges Zeichen pro „MFA-Sprechstunde". Ein positiver Aspekt kann hier die niederschwellige Kontaktaufnahme von Seiten des Patienten zur näF, z.B. bei wiederholten Fragen und Sorgen, sein. Die näF sichert auch die Konstanz hinsichtlich des Ansprechpartners, was ein wesentlicher Baustein im individuellen Krankheitsmanagement und der damit verbundenen Zufriedenheit des

Patienten ist. Das Hauptaugenmerk liegt hier insbesondere auf der möglicherweise längeren Zeit Ein- und Aufteilung der Gespräche (z.B. bei der Anmeldung/Terminvergabe oder bei der Blutentnahme bzw. Medikamentenschulung oder Applikation) und der bewussten Vermeidung von Sprachbarrieren (z.B. aufgrund von medizinischen Fachausdrücken). Dies ist besonders wichtig bei Informationsgesprächen, wie z.B. im Rahmen von Patientenschulungen. Hier kann und wird dem Patienten ausreichend Zeit zum Verarbeiten von Informationen und dem Stellen von Fragen gegeben. Diese gibt es möglicherweise in den regulären, eng geplanten Arztgesprächen zur Therapiefestlegung nicht oder der Patient hat aufgrund der vielen Fremd- und Fachausdrücke des Arztes Verständnisprobleme. Die näF ergänzt und unterstützt als vielseitiges Bindeglied zwischen Patient und Arzt sowohl das komplexe Gefüge von Behandlungs- und Kosteneffektivität als auch die Versorgung hinsichtlich Therapie, Beratung und Förderung der Lebensqualität und Therapieadhärenz. Eine detaillierte Übersicht über den Benefit, welchen es durch den Einsatz einer spezialisierten näF im Bereich CED gibt, ist in der *Anlage 1* aufgezeigt.

1.4 Delegierbare ärztliche Tätigkeiten an nicht-ärztliche Fachkräfte

Bei der Delegation von ärztlichen Tätigkeiten, beispielsweise an eine näF, handelt es sich um das Übertragen einer fachlichen Aufgabe, die eigentlich nur durch einen Arzt im Rahmen der Ausübung der Heilkunde erfolgen kann, die aber zur selbstständigen Ausführung durch den nicht approbierten Fachangestellten delegiert wird. Der delegierende Arzt muss sich von der verantwortungsbewussten und korrekten Durchführung dieser ärztlichen Tätigkeit durch die Fachkraft überzeugen, sie entsprechend anleiten und für notwendige Interventionen vor Ort bzw. in der Praxis/Klinik sein. Ebenso muss die MFA über entsprechendes Wissen in dem zu delegierenden Bereich verfügen und dieses auch im Rahmen der Sorgfaltspflicht immer wieder auffrischen bzw. erneuern. Daher sind wichtige Punkte zur Entscheidungshilfe, ob und an wen der Arzt eine Tätigkeit delegiert, die Qualifikation(en) und die persönliche

Erfahrung mit der med. Fachangestellten (Vertrauen in Person und Können). Im Umkehrschluss ist das Patientenwohl die Messlatte, an der eine mögliche Delegation von ärztlichen Tätigkeiten festgemacht werden sollte, und hierfür sind wie beschrieben regelmäßige Schulungen sowohl für den Arzt als auch für die näF, sowie auch das Einhalten von nationalen und internationalen Expertenstandards wichtig. Auch muss der Arzt sich in regelmäßigen Abständen von der korrekten Durchführung der delegierten Tätigkeit überzeugen. Im Gegenzug hat die näF auch die Verpflichtung, zum Schutz des Patienten und aus haftungsrechtlichem Aspekt, eigene Unsicherheiten dem Arzt zu nennen und ggfs. auch ihr Weigerungsrecht -bzw. -pflicht wahrzunehmen. Zur rechtlichen Absicherung sollte in keinem Fall auf die Dokumentation der Delegation von Seiten des Arztes und der Ausführung von Seiten der Fachkraft verzichtet werden.[17]

1.5 Organisation der Patientenversorgung durch nicht-ärztliche Fachkräfte in Europa

Die Organisation der Patientenversorgung ist europaweit nicht einheitlich. Kurz zusammengefasst ist die Patientenversorgung und damit einhergehend der Stellenwert von „Schwestern" in Deutschland nicht unbedingt mit den „Schwestern" in anderen europäischen Ländern zu vergleichen. Aufgrund der per se unterschiedlichen Gesundheitssysteme und Ausbildungsstandards im Pflegebereich in den einzelnen Ländern Europas, ist eine Vergleichbarkeit und Übertragbarkeit von Standards und Empfehlungen sicherlich schwierig. So ist beispielsweise die Ausbildung einer „Nurse" in England eine dem Hochschulstudium ähnliche Ausbildung, welche mit einem Bachelor oder Master endet. Damit wird eine Annährung und Ebenbürtigkeit zum ärztlichen Berufsbild erreicht. Des Weiteren sind u.a. in England alle „Nurses" in einer speziell für Pflegekräfte gegründeten Organisation registriert und werden dort, vergleichbar mit den Ärztekammern hierzulande, hinsichtlich Fort- und Weiterbildung unterstützt und gefördert. Eine Spezialisierung in bestimmten Bereich spiegelt sich bspw. in höheren Gehaltsgruppen wieder. Dem Engagement der Nurse-Organisation ist auch zu verdanken, dass die Wichtigkeit einer „Schwester" ähnlich der eines Arztes ist, und so „Nurses", je nach Qualifikation, neben der Patientenversorgung mit z.B. Legen von suprapubischen Blasenkathetern, ZVKs oder der Erstgabe von Medikamenten intravenös, was in Deutschland nur durch Ärzte erfolgen darf, betraut sind.[18, 19, 20]

1.6 Weiterbildungsmöglichkeiten in Europa für nicht-ärztliche Fachkräfte im Bereich CED

Eine der wichtigsten europäischen Organisationen im Bereich der CED, sowohl für Ärzte als auch für Schwestern, ist die ECCO mit der Sparte der N-ECCO. Weitere wichtige Vereine und Organisationen sind u.a. die UEG sowie die ESGENA, welche sich aber nicht ausschließlich um den Bereich der CED kümmern. Die ECCO ist eine Non-Profit-Organisation, welche mit allen europäischen Ländern und ausgewählten ECCO–Mitgliedern im Rahmen von Leitlinien-Konsortien generelle Empfehlungen zu Therapie und Diagnostik für die Ärzte vorgibt. In Deutschland kollaboriert sie u.a. mit der DACED, DGVS, Kompetenznetz CED und der DCCV. Gleichermaßen gibt die N-ECCO Empfehlungen zur Versorgung von CED-Patienten im „Nurses"-Bereich, mit der Maßgabe, die Versorgung von CED-Patienten durch Fort- und Weiterbildung, Kooperationen mit der ECCO hinsichtlich Leitlinienbildung und eigene Empfehlungen zu „Standards of Care" zu optimieren.[21] Die Fortbildungsmöglichkeiten durch die N-ECCO reichen von der Teilnahme an den jährlichen Kongressen inkl. Workshops, über eLearnings bis hin zu der Möglichkeit eines sechsmonatigen „IBD Nurse Education Programm", welches in verschiedenen Modulen (eLearning und Präsenz) sowie einem Praktikum in einem ausgewählten europäischen Exzellenzcenter erfolgt.[22]

1.7 Weiterbildungsmöglichkeiten und deren Nutzen in Deutschland für nicht-ärztliche Fachkräfte im Bereich CED

In Deutschland ist die Teilnahme an obig genannten N-ECCO-Fortbildungen nur dem sogenannten individuellen intrinsischen Interesse zuzuordnen, denn der Nutzen liegt aktuell leider nur im Wissensgewinn, ohne dass dies eine budgetäre und rechtliche Absicherung für die Anwendung in Praxis- bzw. Klinikalltag hat.

Neben der Vielzahl an Fortbildungsmöglichkeiten über z.B. kooperierende Pharmafirmen, welche unter strengster Beachtung des HWG Fortbildungen für nicht-ärztliche Fachkräfte anbieten, gibt es auch fachlich und strukturell gut erarbeitete Fortbildungen über das Kompetenznetz Darmerkrankungen. Unter das HWG fallen Themen zu Therapien sowie deren Wirkung und Nebenwirkung. Hier kann das Kompetenznetz Darmerkrankungen mit der Qualifikation „CED-Fachassistenz", welche in einen Basis- und einen Aufbaukurs aufgeteilt ist, gutes Grundlagen- oder im Aufbaukurs Detailwissen für näF bieten.[23]

Für CED-interessierte Mitarbeiter mit Berufserfahrung gibt es außerdem seit 2014 die Möglichkeit, die von der Bundesärztekammer anerkannte curriculare Fortbildung „Chronisch Entzündliche Darmerkrankungen (CED)" zur „Versorgungsassistenz CED" zu absolvieren.[16, 24, 25]

Sowohl die „CED-Fachassistenz" als auch die „Versorgungsassistenz CED" besitzen aktuell noch keine eigenen Abrechnungsziffern. Dies ist im deutschen Gesundheitssystem zum jetzigen Stand nur für ärztliche Leistungen vorgesehen.[17] Im niedergelassenen Bereich hat aber die Qualifikation „Versorgungsassistenz CED" eine tarifrechtliche Relevanz für die MFA, da der Kurs in der Gehaltsgruppe IV des MFA- Tarifvertrags vom notwendigen Fortbildungsstundenumfang berücksichtigt wird und so eine bessere Eingruppierung im Rahmen des Tarifvertrags erfolgen kann.[26] Diese Fortbildung kann auch als Wahlteil im Rahmen der Weiterbildung zum „Fachwirt für ambulant medizinische Versorgung" genutzt werden. Ebenso gibt es bspw. im niedergelassenen Bereich, aktuell noch nicht flächendeckend, verschiedene Strukturverträge,[27] die es dem Arzt ermöglichen, beim Vorhandensein einer

„Versorgungsassistenz CED" 15 Euro pro Patient/Quartal (auf 2 Jahre beschränkt) oder bei der Vorhaltung einer „CED-Fachassistenz" 7,50 Euro (im TK-Vertrag) abzurechnen. Im erst vor Kurzem begonnenen „Barmer-Vertrag" (aktuell nur im Einzugsbereich der ÄKWL gültig, die Ausweitung auf ganz Deutschland ist geplant) ist es möglich, bei einem zusätzlichen Gespräch von 30 Minuten mit einer „Versorgungsassistenz CED" eine definierte Pauschale abzurechnen.[28, 29, 30]

Die für die Fachassistenzen im Bereich CED wichtigste deutsche Vereinigung ist die FA-CED, welche in regelmäßigen Abständen eigene Tagungen und Schulungen anbietet. Beispielsweise werden die wichtigsten Vorträge aus dem englischsprachigen N-ECCO-Kongress in Form des Post-N-ECCO-Kongresses durch Fachassistenzen oder Ärzte zusammengefasst.

2. Versorgung von CED-Patienten im LMU Klinikum

2.1 Grundlegende Struktur des LMU Klinikum

Das LMU Klinikum ist hierarchisch aufgebaut (siehe auch *Anlage 2*). Alle Bereiche unterstehen grundsätzlich dem Klinikumsvorstand, bestehend aus dem Ärztlichen Direktor, dem Pflegedirektor, dem Käufmännischen Direktor und dem Dekan der Medizinischen Fakultät. Bis auf den Dekan haben alle diese Personen mehrere eigene, ihnen zugeordnete Bereiche. Die einzelnen Kliniken und Institute unterstehen der Ärztlichen Direktion (*Anlage 3* Organigramm), wobei der pflegerische Bereich, mit unter anderem den Gesundheits- und Krankenpflegekräften, der Pflegedirektion untersteht. Das ärztliche, technische (Bsp. MTA, MTLA etc.) sowie wissenschaftliche Personal (bspw. Biologen) ist in den einzelnen Kliniken, Instituten bzw. Abteilungen angestellt und tätig. Das Pflegepersonal, welches in der Pflegedirektion vertraglich gebunden ist, wird im Rahmen der Patientenversorgung den einzelnen Kliniken zugeteilt. Neben der Patientenversorgung ist eine weitere wichtige Aufgabe der LMU die Forschung und Lehre.

2.2 Überblick der Versorgungsstruktur von ambulanten Patienten in der Medizinischen Klinik II am LMU Klinikum

Als eine von 28 Kliniken an der LMU hält die Medizinische Klinik II am Campus Innenstadt wie auch Großhadern mehrere ambulante Versorgungsmöglichkeiten (hier Hochschulambulanzen) für verschiedene Indikationen vor. Die Bereichs- bzw. Ambulanzleitung obliegt den zuständigen Oberärzten, die der Klinikleitung unterstellt sind. Komplexe Patientenkasuistiken können schnell interdisziplinär umfangreich besprochen sowie Therapie- und Diagnostikentscheidungen zeitnah gefällt werden. Dies geschieht u.a. in regelmäßigen Abständen im Rahmen des sogenannten „CED-Boards", bei dem die Fachbereiche Gastroenterologie, Chirurgie, Radiologie, Pädiatrie und Kinderchirurgie beteiligt sind. Wie die stationäre Versorgung ist auch die pflegerische Betreuung aller ambulanten internistischen Patienten durch die GuKP gewährleistet, welche durch die Pflegedirektion in die Poli- oder Portalklinik-Bereiche der Medizinischen Kliniken entsendet werden. Hier werden ärztlich delegierbare Tätigkeiten, insbesondere die Blutentnahme, Infusionstherapien oder Injektionen (bspw. i.m. oder s.c.) durchgeführt. Die Zuweisung von Patienten in den ambulanten Bereich erfolgt entweder über niedergelassene Fachärzte oder die verschiedenen Stationen des Klinikums. Der ambulante Bereich funktioniert ähnlich dem Prinzip eines MVZ oder einer großen Gemeinschaftspraxis. Der wichtige Unterschied ist die Vergütung der Patientenfälle, welche im Rahmen des Hochschulambulanzvertrages (siehe auch *Anlage 4*) geregelt wird. Daher obliegt der Zugang der Patienten zur Hochschulambulanz einigen Voraussetzungen, wie bspw. gezielte Fragestellungen zu Diagnostik, Therapie oder Weiter- bzw. Mitbetreuung sowie aus dem niedergelassenen Bereich die Überweisung durch einen Facharzt, welcher die Patienten aufgrund der Art, Schwere oder Komplexität ihrer Erkrankung in einer Hochschulambulanz versorgt wissen will.

2.3 Überblick über die Versorgungsstruktur von ambulanten CED-Patienten in der Medizinischen Klinik II am LMU Klinikum

Die Versorgung ambulanter CED-Patienten erfolgt an zwei Standorten (Campus Innenstadt und Großhadern). Diese interdisziplinär arbeitenden Bereiche versorgen CED-Patienten jeglicher Krankheitsschwere, jeden Alters und/oder Komorbidität. Wie bereits unter 1.1. beschrieben, können bereits Kinder an einer CED erkranken. Der Erkrankungsverlauf gestaltet sich meist komplizierter als der eines im erwachsenen Alter diagnostizierten Patienten und bedarf daher einer speziellen Betreuung. Im Rahmen der Transition werden die Kinder mit ihrer Familie aus dem behüteten Bereich der Kindergastroenterologie in die Erwachsenenmedizin übergeleitet. Dies erfolgt u.a. durch das Kennenlernen der Ärzte aus der Erwachsenenmedizin noch in der Umgebung der Kinderklinik.[32]

Interdisziplinäre Schnittpunkte finden sich auch im neuroimmunologischen, dermatologischen, rheumatologischen wie auch operativen Bereich. Je nach Notwendigkeit ist die stationäre Versorgung der CED-Patienten durch Übernahme auf eine der vier internistischen Stationen oder die Intensivstation der Klinik möglich. In diese Versorgungsstruktur fügt sich auch das Konzept der speziell geschulten näF ein. Jeder Standort (Innenstadt und Großhadern) verfügt aktuell über eine „CED-Fachassistenz", welche u.a. am Campus Großhadern im Rahmen der gemeinsamen Patientenversorgung während der Beratungstermine im Behandlungs- oder Gesprächszimmer anwesend ist. Sie kann so dem Gesprächsverlauf folgen und steht dem Arzt helfend, z.B. bei Terminvereinbarung jeglicher Art, Vorbereitung von Untersuchungen oder stationären Aufnahmen, Organisation und Durchführung von Therapien und Diagnostik, Notfallmaßnahmen sowie Unterstützung in der Patientenkommunikation, zur Seite. Die übertragenen (delegierten) ärztlichen Tätigkeiten, vom CED-Arzt auf die näF, entlasten den Arzt und geben ihm mehr Raum, die komplexen Patientenverläufe zu verstehen und die für den Patienten bestmögliche Therapie zu planen. Zu regelmäßigen Therapiezeitpunkten ist es auch möglich, die Medikamentengabe durch eine speziell geschulte näF/GuKP, nach vorangegangener Anordnung des behandelnden Arztes, vor dem ärztlichen Gespräch erfolgen zu lassen. Unter *Anlage 5* sind die dafür notwendigen Voraussetzungen detailliert aufgeführt. Diese Checkliste soll zukünftig für alle neuen (ärztlichen) Kollegen verfügbar sein und wird zusammen mit der Prä-Infusionscheckliste (*Anlage 6*) an beiden Standorten geführt.

Für CED-Patienten gibt es außerdem in der Hochschulambulanz die Möglichkeit, im Rahmen von Studien behandelt zu werden. Die speziell geschulte näF („CED-Fachassistenz") mit Studienassistenz-Qualifikation ist ein dauerhafter und kompetenter Ansprechpartner, sowohl während als auch über die Zeit der Teilnahme an der klinischen Studie hinaus. Dieses „von Anfang an dabei sein" bietet der näF mit Zusatzqualifikation die Möglichkeit, neueste Therapieansätze und Verfahren vorab kennenzulernen und eigene Erfahrungen mit neuen Medikamenten zu sammeln.

2.4 Aktuelle Situation (IST-Zustand) in der Versorgung von CED-Patienten an der LMU

Die Versorgung der CED-Patienten ist mit zunehmenden Personalmangel, insbesondere bei den ärztlichen Mitarbeitern, aktuell an der Patientenversorgungsobergrenze angelangt. Fehlendes Personal und damit fehlende Zeit sowohl im pflegerischen, aber auch ärztlichen Bereich, sowie die Notwendigkeit aufgrund der sich dynamisch entwickelnden Therapielandschaft, sich ständig fortzubilden, um mit allen Neuerungen mithalten zu können, die Patienten qualitativ gut zu versorgen und selbst Forschungsarbeit zu leisten, führt zu einer zunehmenden Frustration und Demotivation von Mitarbeitern.

2.5 Mitarbeiterbefragung

Mitarbeiterbefragungen werden als qualitätssichernde und prozessoptimierende Maßnahme regelmäßig in den Kliniken der LMU durchgeführt. In Anbetracht der genannten schwierigen

Personalsituation, insbesondere im ärztlichen Bereich, und der gleichzeitigen Zunahme an Patientenanfragen sowie der Herausforderung in der Versorgung der CED-Patienten in der Pandemie, erscheint eine speziell im nicht-ärztlichen CED-Bereich durchgeführte Befragung wichtig. Wie bereits erwähnt, ist die Patientenversorgung durch speziell geschulte MFA/GuKF perspektivisch eine Möglichkeit, den Patienten in all seinen Belangen zu unterstützen und den Arzt hinsichtlich delegierbarer Aufgaben zu entlasten, um so die nicht delegierbaren Tätigkeiten im Hauptfokus der Ärzte zu belassen.

Nach einer ersten Planungsphase entsprechend dem PDCA Zyklus, wo unter anderem Gespräche mit den zuständigen Leitungspersonen (Oberärzte, Pflege) hinsichtlich der Optimierungswünsche erfolgt sind, war der erste Schritt (Planen) herauszufinden, was mögliche Verbesserungen sein könnten. Im nächsten Schritt wurde ein Fragebogen *(Anhang 6)* erstellt, welcher u.a. die Punkte Motivation, Arbeitsorganisation, Teamwork, Fortbildung und Fragen zum Tätigkeitsbereich CED erfasst und eigene Verbesserungsvorschläge zulässt. Von Mitte Januar 2022 bis Mitte März 2022 wurden in den Bereichen der Medizinischen Poliklinik II, Campus Großhadern und Campus Innenstadt, Kinderklinik am Haunerschen Kinderspital und den Standorten der Chirurgie Großhadern und Innenstadt die Fragebögen über die vorab informierten und zuständigen Oberärzte an das medizinische Assistenzpersonal ausgeteilt, das in der Versorgung der CED-Patienten eingebunden ist. Die Daten dieser anonymen Befragung wurde dann in Excel unter Verwendung verschiedener Funktionen (z.B. Dropdown-Liste) und Werte (Zahl, Text) eingegeben und ausgewertet.

Von den 24 versandten Fragebögen kamen sechs ausgefüllt zurück.

Zusammenfassend wurden alle Fragen, unabhängig ob allgemein oder speziell CED, durchweg sehr positiv beantwortet. Allerdings schnitt die erfragte allgemeine und CED-spezifische berufliche Entwicklungsperspektive der MA im nicht-ärztlichen Bereich weniger gut ab. Insbesondere ist das Wissen um die Weiterqualifizierungsmöglichkeit zur „Versorgungsassistenz CED" oder „CED-Fachassistenz" sowie deren mögliche Tätigkeiten nur der Hälfte der näF bekannt. Beinahe komplett unbekannt ist allen die tarifrechtliche Relevanz im niedergelassenen Bereich. Der Wunsch nach Fortbildungen zum Thema CED ist, laut Angaben, sehr hoch. Jedoch wird auf eine Teilnahme während der Arbeitszeit, aufgrund der hohen Arbeitsbelastung (viele Patienten) und fehlender Vertretungsmöglichkeit häufig verzichtet. Extern von bspw. Pharmafirmen angebotene Fortbildungen, die häufig außerhalb der Dienstzeit stattfinden, kollidieren mit sonstigen privaten Verpflichtungen und der eigenen Freizeit. Fragen aus dem Bereich der Kommunikation, hier vor allem die berufsgruppenübergreifende (Arzt - Pflege) Kommunikation, ist laut der Angaben verbesserungswürdig. Beispiele wurden von Seiten der Befragten nicht genannt. Spekulativ kann man aus diesem möglicherweise genannten Kommunikations"defizit" die nur „teilweise" für gut empfundene und respektierte Arbeitsleistung und Anerkennung von eigenen Ideen und Verbesserungsvorschlägen ableiten. Besonders hervorzuheben sind die Antworten von zwei Mitarbeitern, welche den Wunsch nach mehr „Zeit" für die einzelnen CED-Patienten äußern. Ebenso wird von beiden ein separater Therapiebereich erwähnt, um die Patienten mit Infusionstherapien nicht im Wartebereich der Poliklinik versorgen zu müssen. Dies ist der aktuellen Personal- und Platzsituation, aufgrund der wenigen Therapieplätze im sogenannten „Probenentnahmeraum" bei gleichzeitig hohem Patientenaufkommen, geschuldet.

3. Perspektiven der CED-Patientenversorgung durch nicht-ärztliche Fachkräfte („Soll"-Zustand)

3.1 Möglichkeiten in Deutschland

Wie bereits unter 1.7 beschrieben, ist die Ausweitung der Strukturverträge für die Versorgung von CED-Patienten durch geschulte Fachassistenzen geplant. Hierfür werden mit Spannung die Daten der bereits erwähnten BioAssist Studie erwartet. Betrachtet man die Entwicklung im Bereich der CED-Versorgung in Deutschland in den letzten 25 Jahren, so hat sich sicherlich viel hinsichtlich der

Wahrnehmung der näF im ärztlichen Bereich getan. Beispielsweise findet in der aktuellen S3 DGVS-Leitlinie „Diagnostik und Therapie des Morbus Crohn" das Vorhandensein einer „CED-Fachassistenz" ihren Platz[33]. Damit folgt die doch eher traditionelle DGVS der fortschrittlicheren europäischen Leitlinie der ECCO sowie dem dazugehörigen 2. Consensus Statement of N-ECCO[21] und den Empfehlungen von Fiorini et al[34]. Hier wird umfänglich der positive Mehrwert hinsichtlich Ökonomie und Patientenversorgung durch geschulte „CED-Fachassistenzen" bzw. „IBD-Nurses" beschrieben. Andererseits ist die forcierte Unterstützung von ärztlicher Seite, um den allgemeinen Stellenwert und die Wichtigkeit der „CED-Fachassistenzen" bzw. näF auch in Deutschland zu erhöhen, wichtig und notwendig. Von dem ärztlichen Engagement und Einsatz für den nicht-ärztlichen Bereich bei bspw. Ärztekammern, Krankenkassen, Vereinen und in der Leitlinien-Bildung hängt noch immer vieles hinsichtlich der Wahrnehmung von näF ab. So war es enttäuschend, vor allem für die „CED-Fachassistenzen" und die FA-CED, dass die erst kürzlich veröffentlichten neuen ASV-Verträge[35] für den Bereich CED das Vorhandensein einer speziell qualifizierten „CED-Fachassistenz" oder „Versorgungsassistenz CED" im spezialfachärztlichen Bereich der CED nicht berücksichtigt haben. Eine juristische Absicherung, ähnlich der VERAH oder NäPa, sowie eigene Abrechnungsmöglichkeiten für den niedergelassenen Bereich, werden aktuell durch Vertreter der FA-CED und wenige Gastroenterologen versucht zu etablieren. Allerdings ist dies ein langfristiges Projekt, das mit mehr engagierten Ärzten aus Praxis und Klinik besser vorangetrieben werden könnte.

3.2 Möglichkeiten am LMU Klinikum

Wenngleich die geringe Beteiligung an der Befragung ein objektives, multidisziplinäres Bild nicht zulässt, da sich nur die internistischen Bereiche beteiligt haben, so wird doch deutlich, dass die vorhandenen Strukturen Möglichkeiten und Ideen zur Optimierung der Patientenversorgung bereithalten. Zusätzlich zu den bereits genannten

Tätigkeiten einer speziell im Bereich der CED geschulten näF, gibt es die Möglichkeit, MFAs oder GuKPs zu schulen oder MFAs im Generellen auszubilden, ähnlich der Ausbildung von ärztlichen Mitarbeitern, z.B. im Rahmen ihrer fachärztlichen Weiterbildung. Das große Tätigkeitsfeld der Inneren Medizin in der Medizinischen Klinik II wäre hier gut nutzbar. Perspektivisch könnte medizinisches Assistenzpersonal aus dem Pool an patientenversorgenden Mitarbeitern dafür begeistert werden, sich zu einer „CED-Fachassistenz" oder „Versorgungsassistenz CED" fortbilden zu lassen, und zwar eingebunden in den bekannten, alltäglichen Tätigkeitsbereich vor Ort. Unabhängig davon sind regelmäßige Schulungen für den Bereich CED standortübergreifend und interdisziplinär anzubieten. Gut geschultes Personal macht weniger Fehler und übernimmt in der Regel auch frühzeitiger Verantwortung, wie es bspw. die beiden MA unter Punkt 2.5 mit ihren Ideen in Hinblick auf eine bessere Patientenversorgung durch mehr Zeit und einen eigenen Therapiebereich geäußert haben. Als ein zusätzlicher Schritt ist auch vorstellbar, die bisher in Deutschland nur an einem Standort angebotene curriculare Fortbildung „Chronisch Entzündliche Darmerkrankungen (CED)" unter Nutzung der hiesigen Expertise und Ressourcen, in Kooperation mit der BLAEK und FA-CED, anzubieten.

Für eine verbesserte Versorgungsqualität von CED-Patienten ist perspektivisch das Etablieren einer weiter oben bereits beschriebenen MFA- bzw. Fachassistenz-Sprechstunde, vorgeschaltet oder zusätzlich zu den Arztgesprächen, sinnvoll. Patienten können mit ihren Fragen, Unklarheiten, Sorgen und Nöten, auch resultierend aus den ärztlichen Therapieentscheidungen oder aufgrund von Notfällen, schnell einen bekannten Ansprechpartner kontaktieren. Dies ist ein wichtiger Punkt in der Patientenzufriedenheit, Therapieadhärenz und damit ein wichtiger Faktor für die Genesung bzw. den Remissionserhalt und das Selbstmanagement des Patienten. In einem der Arzt-Sprechstunde vorgeschalteten MFA-Gespräch, kann die speziell geschulte CED-näF „Notfälle" frühzeitig koordinieren, eine erste Anamnese erheben und Diagnostik vorplanen. In Absprache mit dem Arzt und anhand entsprechender Checklisten kann so bspw. Labordiagnostik bereits vor

20

dem nachfolgenden Arztgespräch erfolgen und entscheidende Laborparameter zur schnellen Therapieentscheidung liegen dann dem Arzt zum Gespräch bereits vor (siehe auch *Anlage 8*). Ein weiteres Beispiel für eine MFA-Sprechstunde ist u.a. die Überwachung von schwierigen CED-Patienten, z.B. mit komplizierten Erkrankungsverläufen oder aufgrund von bestimmten Lebensabschnitten, Studium im Ausland, weiter Anreise etc., durch telemedizinische Betreuung via Telefon, Email oder seltener Videotelefonie. Ein entsprechendes in die klinische Versorgung integrierbares System, wie es u.a. in anderen Ländern wie England oder Skandinavien[34] eingesetzt und empfohlen wird, wäre z.B. der CalproSmart Hometest, welcher bei fehlenden Präsenzkontakten, wie z.B. bei Quarantänen oder einer schwierigen Anreise (bspw. aufgrund der Entfernung oder fehlender Anreisemöglichkeit), eine gute Möglichkeit zur Überwachung der Krankheitsaktivität darstellt. Die näF erhält hier über eine App einen Entzündungswert (Calprotectin), welchen der Patient daheim durch einen Selbsttest feststellt und dann per Smartphone an die Klinik übermittelt. Zusammen mit der Patientenangabe zu Erkrankungssymptomen kann die näF frühzeitig mit dem Arzt mögliche Dosisanpassungen oder weiterführende Diagnostik besprechen und planen. Dieses mediale Tool ist insbesondere bei jungen Erwachsenen eine denkbare Methode zur Steigerung der Eigenverantwortlichkeit in Hinblick auf das Krankheitsbewusstsein und die notwendige Compliance. So gaben bestimmte Patientengruppen im Rahmen einer eigenen durchgeführten klinischen Studie (KoCo19-CED) an, sich z.B. eine telemedizinische Beratung durch eine näF mit Qualifikation zur „CED-Fachassistenz" vorstellen zu können[36, 37], wenngleich der Hauptansprechpartner immer der zuständige CED-Arzt ist.

Die bei bekannten Patienten vor dem Arztgespräch bereits etablierte Medikamentenapplikation kann hinsichtlich der Abläufe so optimiert werden, dass namentlich festgelegte, speziell geschulte näF die Therapie und Überwachung durchführen, ohne dass ein Arzt-Patienten-Gespräch nachfolgt. Voraussetzung dafür ist, dass alle Punkte in

21

Anlage 6 erfüllt sind und alle Fragen auf der Präinfusionscheckliste mit „nein" beantwortet wurden. Besteht kein zwingender Gesprächswunsch seitens des Patienten mit dem Arzt und andersherum, kann auf das Arzt-Patienten-Gespräch verzichtet werden. Dies sollte zum nächsten Termin jedoch wieder geplant werden. Zudem muss der Arzt aber für etwaige Notfälle in Reichweite sein. Diese Vorgehensweise entspräche den Empfehlungen der Bundesärztekammer hinsichtlich delegierbarer Tätigkeiten.[17]

4. Abschlussfazit

Die Übernahme von delegierbaren Tätigkeiten durch näF ist in anderen Ländern wie bspw. Skandinavien oder England bereits etabliert. Wenngleich die Ausbildung und Organisation der „Schwestern" im Ausland eine andere ist, so ist der patientenzentrierte Tätigkeitsbereich der gleiche. Trotz strukturierten Aus- und Weiterbildungen mit zusätzlichen Qualifikationen ist ein arzt-ebenbürtiger Einsatz von näF in der Versorgung von an CED erkrankten Patienten in Deutschland aktuell nicht Standard. Im Hinblick auf die bereits bestehenden Versorgungsengpässe von chronisch Erkrankten auf ärztlicher Ebene, wäre die Freisetzung von Ressourcen durch die Übernahme delegationsfähiger Tätigkeiten durch näF ein Gewinn in vielerlei Hinsicht. Dies kann bspw. in selbstständige durchgeführten „CED-Fachassistenz"-Sprechstunden oder -Therapieeinheiten erfolgen. Kürzere Wartezeiten z.B. bei Erkrankungsschüben und damit einhergehende Vermeidung von Erkrankungskomplikationen (stationäre Aufnahmen, Operationen) sowie das Abfangen von Versorgungsengpässen, z.B. durch das Angebot von telemedizinischen Sprechstunden bei Quarantänezeiten oder aufgrund der schlechten Versorgungsstruktur im ländlichen Raum, führen zu einer verbesserten Versorgung von ambulanten CED-Patienten. Daten zum Benefit hinsichtlich Kosten, Therapieadhärenz und einer verbesserten Lebensqualität der zum Teil schwer erkrankten Patienten werden durch die BioAssist- und Deliver-Care-Studie erwartet. Auch die Sicherstellung der Versorgung von CED-Patienten in der Hochschulambulanz kann durch strukturierte Fachassistenz-Sprechstundenangebote angepasst werden. Dazu gehören eine selbstständig organisierte Therapieeinheit, in der CED-Patienten bspw. Infusionstherapien ohne zusätzlichen Arztkontakt erhalten, und eigenständige Präsenz- oder telemedizinische Sprechstunden durch die näF/CED-Fachassistenz. Diese Möglichkeiten von delegationsfähigen Tätigkeiten können zu einer Entlastung der Ärzte führen. Solch innovative Versorgungsstrategien, die eine gute Versorgungsqualität der Patienten gewährleisten, nationalen und europäischen Standards folgen und den Arzt unterstützen und entlasten, führen zudem zu einer positiven Außenwirkung der Medizinischen Klinik II.

Zur Versorgungsstrategie gehört auch die Qualifizierung von nicht-ärztlichem Personal durch intern und extern angebotene Schulungen. Solche Schulungen motivieren interessierte Mitarbeiter und fördern den Teamgeist. Dies ist perspektivisch die Chance, dass näF mit ihrem Engagement und ihrer aktiven Arbeit die Fachgesellschaften wie die FA-CED unterstützen. Von Seiten der Ärzteschaft und möglicherweise auch der Patientenvereinigung ist ebenso „Lobbyarbeit" notwendig, um den Stellenwert der CED-Fach- oder Versorgungsassistenz zu verbessern. Dies kann bspw. im Rahmen von gemeinsamen Fortbildungen von Ärzten und speziell geschulten näF organisiert werden. Neue Therapie und Daten werden so sowohl dem nicht-ärztlichen als auch dem ärztlichen Personal gleichermaßen vorgestellt. Durch u.a. die LMU organisiert, kann die Wissensvermittlung HWG-konform erfolgen. Die näF hat so die Möglichkeit, Informationen zu Wirkungen und Nebenwirkungen neuer Therapie zu erhalten, was ihr vorher im Rahmen von Pharma-unterstützten Fortbildungen nur schwer möglich war. Diese Informationen sind jedoch essenziell, um Patientenfragen richtig und gut beantworten zu können.

Literaturverzeichnis

[1] Zhao, M: The Burden of Inflammatory Bowel Disease in Europe in 2020. J Crohns Colitis. 2021 Sep 25;15(9):1573-1587.

[2] Hoffmann, C: Chronisch entzündliche Darmerkrankungen. Thieme Verlag. 2004. S. 58-96.

[3] Palmela, C.: Inflammatory Bowel Disease and Primary Sclerosing Cholangitis: A Review of the Phenotype and Associated Specific Features.Gut Liver. 2018 Jan; 12(1): 17–29.

[4] Actis, G.C.: History of Inflammatory Bowel Diseases. *J. Clin. Med.* 2019, *8*, 1970.

[5] Sturm, A.: Aktualisierte S3-Leitlinie „Diagnostik… Z Gastroenterol 2022; 60: 332–418

[6] https://www.dgvs.de/wp-content/uploads/2022/07/Leitlinienaktualisierung-2022_Konsultationsfassung_Leitlinie-LL-CU_05.07.22.pdf

[7] Sturm A.: Inflammatory Bowel Disease Nursing Manual. Springer Verlag

[8] https://www.marburger-bund.de/sites/default/files/files/2022-08/3%20-%20MB-Monitor%202022_Zusammenfassung_Ergebnisse_0.pdf

[9] https://www.dkgev.de/fileadmin/default/Mediapool/3_Service/3.4._Publikationen/3.4.5._Krankenhaus_Barometer/2021-12-21_KH-Barometer.pdf

[10] https://www.aerzteblatt.de/archiv/187962/Entlastung-fuer-Mediziner-Delegation-Chancen-und-Grenzen

[11] https://www.medi-karriere.de/magazin/mfa-sprechstunde-neues-modell-in-arztpraxen/

[12] https://www.medi-karriere.de/weiterbildung/verah/

[13] https://www.vmf-online.de/mfa/mfa-perspektiven/naepa-verah

[14] https://www.online-zfa.de/archiv/ausgabe/artikel/zfa-10-2009/47624-103238-zfa20090403-agnes-eva-verah-und-co-wer-kann-den-hausarzt-unterstuetzen-und-wieex/

[15] https://inav-berlin.de/deliver-care/

[16] https://innovationsfonds.g-ba.de/projekte/neue-versorgungsformen/ced-bio-assist-assistenzpersonal-assoziierte-optimierung-der-betreuung-von-patienten-mit-chronisch-entzuendlichen-darmerkrankungen-ced-unter-einer-biologika-therapie.259

[17] https://www.bundesaerztekammer.de/baek/ueber-uns/richtlinien-leitlinien-empfehlungen-und-stellungnahmen/thematische-uebersicht/delegation-aerztlicher-leistungen

[18] https://www.trisan.org/uploads/media/Ausbildung_Pflege.pdf

[19] https://www.stiftung-muench.org/pinal-studie-pflege-in-anderen-laendern-vom-ausland-lernen/

[20] https://www.gkps-varel.de/_uploads/files/britisches_gesundheitssystem_1416998323.pdf

[21] Kemp, K.: Second N-ECCO Consensus Statements on the European Nursing Roles in Caring for Patients with Crohn's Disease or Ulcerative Colitis. J Crohns Colitis. 2018 Jun 28;12(7):760-776. doi: 10.1093/ecco-jcc/jjy020. PMID: 29509882.

[22] https://www.ecco-ibd.eu/about-ecco/ecco-operational-board/n-ecco.html

[23] https://kompetenznetz-darmerkrankungen.de/fachassistenz

[24] https://fa-ced.de/files/cto_layout/img/Versorgungsassistenz-im-Westfaelischem-Aerzteblatt.pdf

[25] https://www.bundesaerztekammer.de/fileadmin/user_upload/_old-files/downloads/pdf-Ordner/Fortbildung/Musterfortbildungscurriculum_MFA_CED.pdf

[26] https://www.vmf-online.de/mfa/mfa-tarife

[27] https://www.aerzteblatt.de/nachrichten/98530/Neuer-Versorgungsvertrag-fuer-Patienten-mit-chronisch-entzuendlichen-Darmerkrankungen

[28] https://www.aerztezeitung.de/Politik/MFA-versorgt-mit-bei-Crohn-und-Colitis-228525.html

[29] https://www.kvwl.de/fileadmin/user_upload/pdf/Mitglieder/Rechtsquellen_und_Vertraege/Darmerkrankung_CED/Barmer/ced_barmer_anlage_3.pdf

[30] https://www.gastroenterologie-minden.de/files/cto_layout/img/Anti-TNF-alpha-Wirkstoffe.pdf

[31] Rosso, C.: Inflammatory Bowel Disease Nurse—Practical Messages. Nurs. Rep. 2021, 11, 229–241.

[32] Däbritz, J.: Inflammatory bowel disease in childhood and adolescence—diagnosis and treatment. Dtsch Arztebl Int 2017; 114: 331–8.

[33] Sturm, A.: Aktualisierte S3-Leitlinie „Diagnostik… Z Gastroenterol 2022; 60: 332–418. Thieme Verlag. 2022

[34] Fiorino, G.: Journal of Crohn's and Colitis, 2020, 1037–1048

[35] https://www.g-ba.de/downloads/39-261-5208/2021-12-16_ASV-RL_Ergaenzung-CED_BAnz.pdf

[36] Breiteneicher, S: N10 Experience with telemedicine during the COVID-19 pandemic and preferences for future e-health in a large IBD cohort. J Crohns Colitis. 2021 May 27;15(Suppl 1):S613.

[37] Breiteneicher, S.: Opportunities to optimize the care and benefit of IBD patients by IBD nurse. Oral presentation at ESGENA congress 2021

BEI GRIN MACHT SICH IHR
WISSEN BEZAHLT

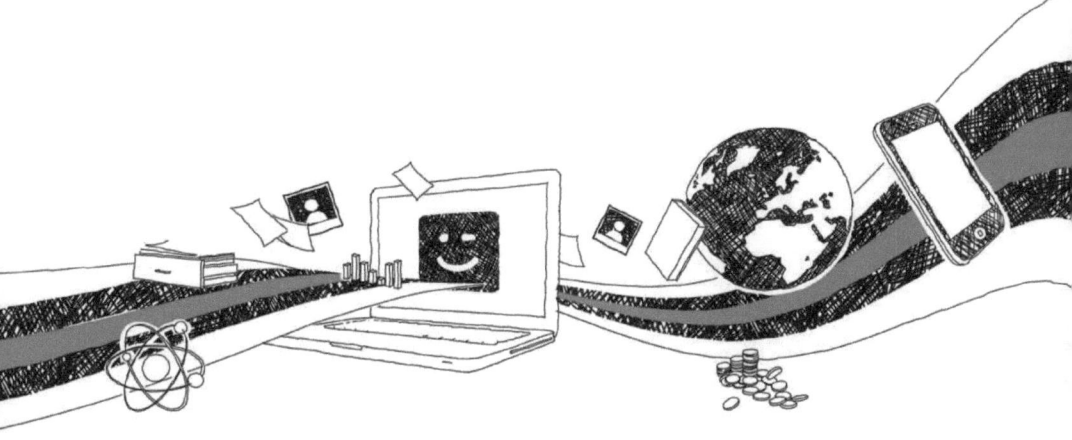

- Wir veröffentlichen Ihre Hausarbeit,
  Bachelor- und Masterarbeit

- Ihr eigenes eBook und Buch -
  weltweit in allen wichtigen Shops

- Verdienen Sie an jedem Verkauf

Jetzt bei www.GRIN.com hochladen
und kostenlos publizieren